Paralysie cérébrale

Tout ce que tu as besoin de savoir

Dr Sheila Harrison

Clause de non-responsabilité

Ce contenu ne remplace pas la consultation d'un médecin professionnel mais vise à vous donner une bonne connaissance de la maladie et à vous permettre de consulter un médecin le plus tôt possible si nécessaire pour éviter des complications. Il convient également de noter que le domaine de la science médicale est un domaine en constante évolution et qu'en raison de la nature en constante évolution des connaissances médicales, nous vous suggérons de demander l'avis d'un expert si vous constatez des divergences ou si vous décidez de prendre des mesures en réaction aux informations. dans ce contenu. Ne rejetez jamais les conseils médicaux de professionnels et ne retirez jamais un traitement en raison de quelque chose que vous avez lu en ligne, acquis grâce à ce document ou à toute autre ressource en ligne.

Et rappelez-vous qu'Internet ne vous guérira pas, mais Dieu, à travers les médecins, le fera.

Table des matières

Introduction

Des dommages ou un développement inapproprié des régions du cerveau responsables du contrôle des mouvements musculaires peuvent entraîner une paralysie cérébrale. C'est un contributeur majeur aux handicaps de l'enfance. Les symptômes et les effets ainsi que les thérapies diffèrent considérablement. Néanmoins, les personnes atteintes de cette maladie mènent une vie plus longue et plus épanouie grâce aux progrès de la science et de la médecine.

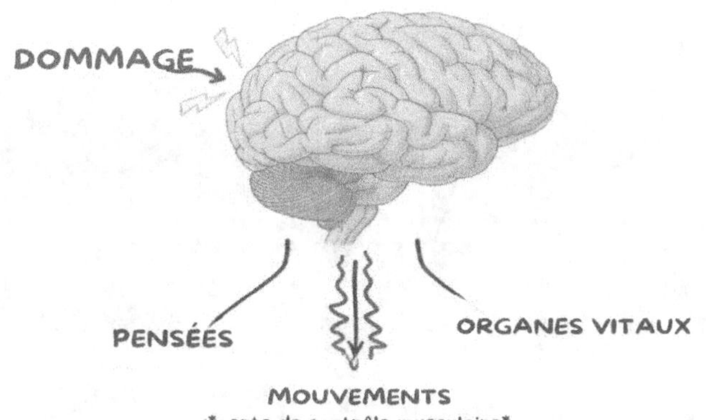

La paralysie cérébrale (PC) est un groupe de troubles qui affectent la capacité d'une personne à bouger et à maintenir son équilibre et sa posture. La CP est le handicap moteur le plus courant chez l'enfant.*Cérébral* signifie avoir à voir avec le cerveau.*Paralysie* signifie une faiblesse ou des problèmes d'utilisation des muscles. La CP est causée par un développement cérébral anormal ou par des lésions du cerveau en développement qui affectent la capacité d'une personne à contrôler ses muscles.

Paralysie cérébrale est un trouble neurologique complexe qui touche des millions de personnes dans le monde. Dans cet article, nous approfondirons la paralysie cérébrale, en abordant divers aspects de la maladie, notamment son impact sur les neurones, les raisons de son apparition, les réflexes associés à la maladie, ses manifestations chez les nourrissons et les adultes, les facteurs héréditaires, les types, les débuts. les signes, les facteurs de risque et les traitements choisis.

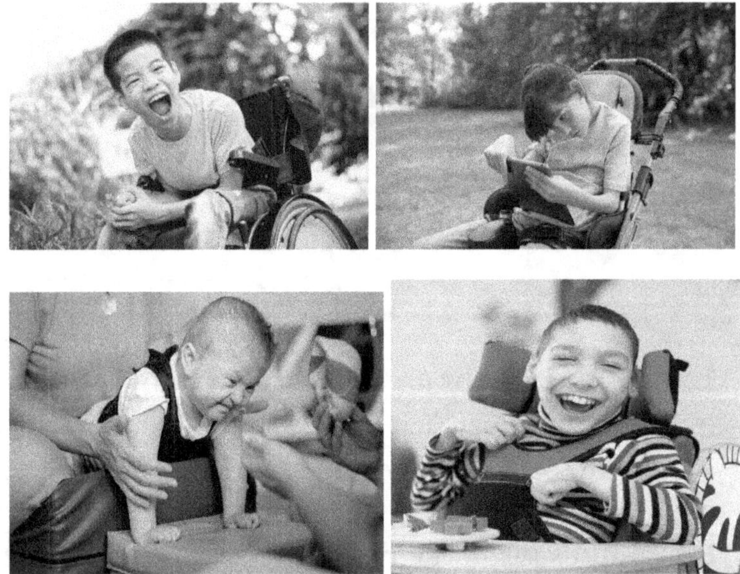

Section 1

Qu'est-ce que la paralysie cérébrale ?

Une maladie neurologique connue sous le nom de paralysie cérébrale (PC) peut se manifester par des problèmes de posture, de tonus musculaire et/ou des troubles du mouvement. C'est le résultat d'une lésion cérébrale subie au cours du développement prénatal ou d'un autre trouble du développement qui a un impact sur le développement cérébral. La petite enfance est le moment où les signes et symptômes de la PC se manifestent pour la première fois et peuvent différer considérablement d'une personne à l'autre.

La paralysie cérébrale est un trouble neurologique résultant de lésions du cerveau en développement ou d'un développement cérébral anormal affectant le contrôle musculaire, la coordination et le mouvement. Il s'agit d'une maladie non évolutive, ce qui signifie que les lésions cérébrales ne s'aggravent pas avec le temps. Cependant, cela peut être particulièrement difficile car cela conduit souvent à un handicap permanent. Le terme « handicap dû à la paralysie cérébrale » englobe un large éventail de défis auxquels les personnes atteintes de cette maladie sont confrontées tout au long de leur vie. Ces défis ne sont pas uniformes et varient d'une personne à l'autre, selon la nature et la gravité de la pathologie.

Cela survient à la suite de perturbations ou de dommages au développement normal du cerveau, qui surviennent généralement avant, pendant ou peu de temps après la naissance. Il est essentiel de noter que la maladie n'est pas contagieuse et qu'il ne s'agit pas d'une maladie ; c'est un trouble neurologique.

La principale conséquence de la paralysie cérébrale (PC) est la perturbation du contrôle des mouvements musculaires ; ces anomalies sont appelées troubles du mouvement. Bien que ce ne soit pas toujours le cas, cela pourrait également avoir un impact sur les régions cérébrales adjacentes et les fonctions qu'elles régulent. Une personne n'a pas toujours une déficience intellectuelle simplement parce qu'elle est atteinte de CP.

Comment la paralysie cérébrale affecte-t-elle les neurones du corps ?

Les neurones sont les éléments constitutifs du système nerveux et jouent un rôle essentiel dans le contrôle des mouvements musculaires et la transmission des signaux entre le cerveau et le reste du corps. Lorsque ces neurones sont endommagés au cours du développement prénatal ou de la petite enfance, cela peut entraîner des difficultés motrices, du tonus musculaire, de la coordination et de la posture. Cette perturbation du fonctionnement normal du cerveau contribue à l'invalidité causée par la paralysie cérébrale.

Les zones spécifiques du cerveau touchées peuvent varier d'une personne à l'autre, conduisant à différents types et degrés de paralysie cérébrale. Ces zones comprennent les noyaux gris centraux sous-jacents au cortex cérébral, au cerveau, au cervelet et à d'autres parties du cerveau responsables du contrôle moteur et de la coordination. L'impact sur les neurones de ces zones peut entraîner une spasticité, une dyskinésie, une ataxie ou une combinaison de ces déficiences motrices, qui catégorisent les différents types de paralysie cérébrale.

Types de paralysie cérébrale

Il existe trois principaux types de CP :

- **Spasmodique:** Ce type se caractérise par des muscles tendus et spastiques.

- **Dyskinétique :**Ce type implique le contrôle des muscles.

- **Mixte:**Ce type combine des éléments des types dyskinétique et spastique.

Les sous-types de CP sont également classés par les experts selon des modèles qui indiquent quelle partie du corps ils affectent principalement. Ces tendances sont :

- **Diplégique,** ce qui affecte davantage vos bras que vos jambes.

- **Quadriplégique,**qui affecte tous vos membres.

- **Hémiplégique**, qui affecte davantage un côté de votre corps (gauche ou droit) que l'autre.

- **Monoplégique**, qui affecte un membre.

- **Paraplégique**, qui affecte vos jambes.

La paralysie cérébrale est-elle courante ?

Selon la Surveillance de la paralysie cérébrale en Europe (SCPE), l'incidence en Europe est de 2 pour 1 000 naissances vivantes. L'incidence est plus élevée chez les hommes que chez les femmes avec un ratio hommes/femmes de 1,33 : 1.

Section 2

Premiers signes et Symptômes de la paralysie cérébrale

La détection précoce de la paralysie cérébrale est cruciale pour une intervention et un soutien rapides. Reconnaître les premiers signes et symptômes peut conduire à un traitement plus efficace et à de meilleurs résultats.Plusieurs indications et symptômes peuvent être présents dans la paralysie cérébrale. Certains influencent le comportement, l'apparence et des parties spécifiques du corps ; d'autres influencent la mobilité.

- **Signes et symptômes d'immobilité :**Voici quelques exemples de signes et symptômes d'immobilité :

  - Différences de taille de tête : celles-ci peuvent inclure une tête inhabituellement petite (microcéphalie) ou un événement inhabituel grosse tête (macrocéphalie).

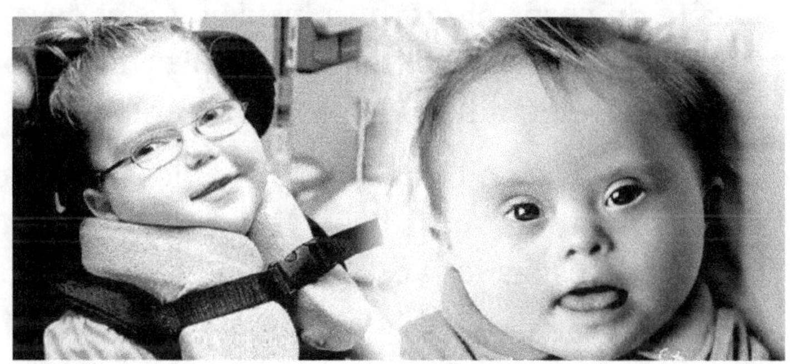

- Irritabilité : les bébés atteints de PC peuvent sembler fréquemment difficiles ou irritables.

- Manque d'interaction : les bébés et les enfants atteints de PC peuvent ne pas réagir aux personnes qui les entourent.

- Hypotonie: Cela dénote un manque de tonus musculaire, ce qui se traduit par un aspect « souple » des parties du corps affectées (cela se produit généralement très tôt et finit par se transformer en dystonie ou en spasticité).

- Développement retardé : Il existe des retards fréquents dans certaines étapes de développement typiques que connaissent les enfants atteints de PC. Bien que beaucoup d'entre eux nécessitent du mouvement, ils peuvent également nécessiter d'autres compétences.

- **Mouvements asymétriques :** Dans certains cas, les mouvements peuvent être asymétriques, un côté du corps montrant plus de force et de contrôle que l'autre.Voici quelques exemples de symptômes de mouvement liés à la paralysie cérébrale :

  - Rigueur dans les bras et les jambes qui les rend difficiles à plier ou à utiliser (spasticité).

  - Mouvements non coordonnés.

- Des mouvements qui semblent lents et qui se tordent ou se tordent.

- Des mouvements qui donnent l'impression que vous lancez, lancez, gigotez ou dansez.

- Des spasmes ou des contractions peuvent vous amener à adopter une pose inconfortable ou douloureuse (dystonie).

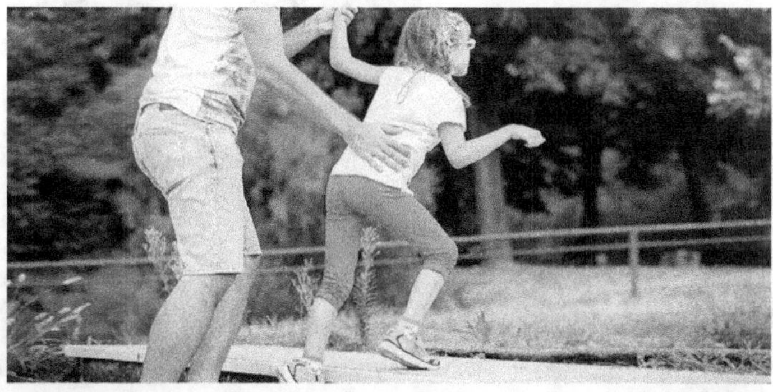

- **Jalons automobiles retardés :** Les nourrissons atteints de paralysie cérébrale peuvent présenter des retards dans l'atteinte des étapes motrices, telles que se retourner, s'asseoir ou ramper.

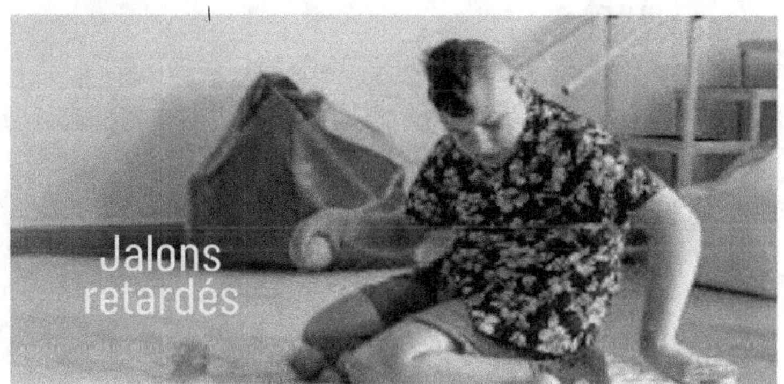

- **Anomalies du tonus musculaire :** Des modifications du tonus musculaire peuvent être observées, entraînant soit une raideur (spasticité), soit une souplesse (hypotonie) des membres.

- **Difficultés d'alimentation :** Des difficultés à sucer, à avaler ou à coordonner les muscles nécessaires à l'alimentation peuvent être des signes précoces de paralysie cérébrale.

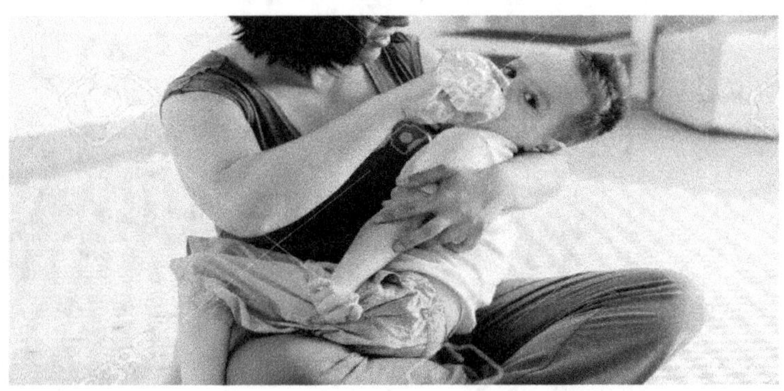

- **Privilégier une main ou un pied :** Les nourrissons peuvent privilégier une main ou un pied (hémiplégie), montrant une préférence pour l'utilisation d'un côté du corps plutôt que de l'autre.

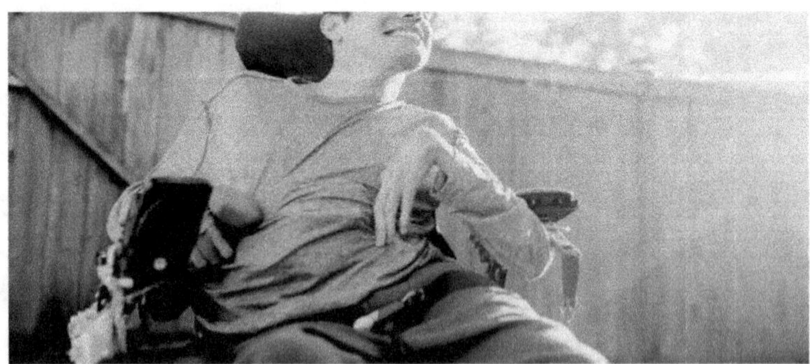

- **Coordination limitée :** Les difficultés de coordination, d'équilibre et d'atteinte d'objets peuvent devenir évidentes à mesure que le nourrisson se développe.

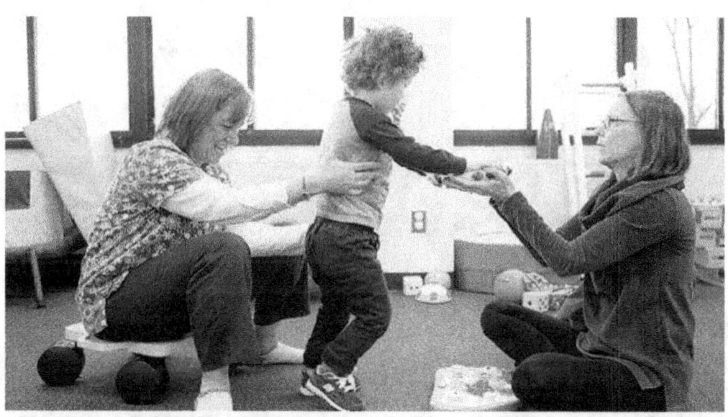

- **Démarche anormale :** La paralysie cérébrale (PC) peut provoquer des schémas de démarche anormaux. Ces modèles peuvent être regroupés en deux catégories : l'hémiplégie spastique et la diplégie spastique.

  - Hémiplégie spastique :
    - Baisser le pied
    - Equinus (mouvement limité de la cheville) avec différentes positions des genoux

  - Spastique d
    - Vraiment équin
    - Saut
    - Ils semblent équins
    - Accroupissement

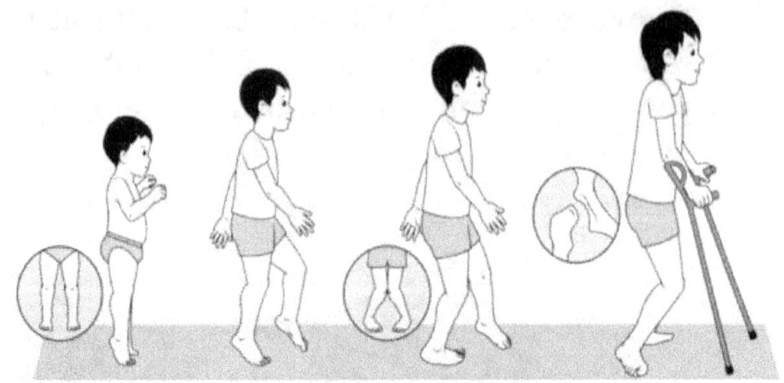

Il est important de noter que ces signes peuvent varier d'un enfant à l'autre et que tous les nourrissons présentant ces signes ne seront pas atteints de paralysie cérébrale. Les services d'intervention précoce, notamment la physiothérapie, l'ergothérapie et l'orthophonie, peuvent fournir le soutien nécessaire pour relever ces défis.

Section 3

Provoque la paralysie cérébrale

Comprendre les causes de la paralysie cérébrale est essentiel pour prévenir et gérer cette maladie. Alors que l'exact la cause n'est pas toujours Bien sûr, plusieurs facteurs peuvent contribuer au développement de la paralysie cérébrale :

La paralysie cérébrale survient en raison de lésions des parties de votre cerveau qui contrôlent les mouvements. Les dommages peuvent ne pas affecter uniquement cette section, ce qui peut entraîner d'autres problèmes. Et ces types de dommages peuvent souvent avoir de multiples causes ou facteurs qui y contribuent.

Ces dommages peuvent survenir à différents moments, notamment avant, pendant et après la naissance. Les dommages avant la naissance représentent environ 80 % des causes. Après la naissance, cela représente environ 10 % des causes.

Causes avant et pendant l'accouchement

Voici des exemples de causes :

- Naissance prématurée (prématurée) : Naissance prématurée (les bébés nés avant 28 semaines de gestation présentent globalement le risque le plus élevé).

- Malformations congénitales dues à des perturbations du développement cérébral du fœtus.

- Infections du système nerveux central (cerveau ou moelle épinière).

- AVC qui affectent le développement du cerveau.

- Problèmes génétiques affectant le développement fœtal.

- Manque de circulation sanguine en oxygène au cerveau fœtal.

- ictère nucléaire (lésions cérébrales dues à une accumulation toxique de bilirubine, un produit chimique fabriqué dans votre foie).

- Aspiration méconiale : lorsqu'un nouveau-né inhale une matière collante appelée méconium peu avant ou pendant la naissance, cela peut entraîner un syndrome d'aspiration méconiale (MAS). Des problèmes respiratoires et une détresse respiratoire peuvent en résulter. Les problèmes à long terme ou les troubles médicaux sont rarement provoqués par le MAS. Un traitement rapide et une détection précoce conduisent à de meilleurs résultats.

- Nouveau né hypoglycémie (Lorsque la quantité de sucre (glucose) dans votre sang tombe en dessous de ce qui est considéré comme sain pour vous, on parle d'hypoglycémie. L'hypoglycémie ou l'hypoglycémie sont d'autres noms pour cela. Les personnes atteintes de diabète, en particulier de diabète de type 1, souffrent fréquemment d'hypoglycémie. Le traitement initial de l'hypoglycémie est la consommation de glucides. Une hypoglycémie sévère peut avoir des complications potentiellement mortelles si elle n'est pas traitée.).

Causes après la naissance

Les bébés peuvent développer une PC après la naissance en raison d'autres événements. Celles-ci sont souvent liées à des blessures, mais il existe également d'autres causes possibles, notamment :

- Blessures accidentelles.

- Violence physique.

- **Facteurs périnatals :**Asphyxie (Lorsque votre corps ne reçoit pas suffisamment d'oxygène, une asphyxie se produit. L'obstruction des voies respiratoires par des objets étrangers, des réactions allergiques et la noyade en sont parmi les causes. Des difficultés respiratoires, une perte de conscience et une immobilité de la parole font partie des symptômes. En faisant preuve de prudence, l'asphyxie peut être (les médicaments, la manœuvre de Heimlich et la RCR font tous partie du traitement).

- Infection, accident vasculaire cérébral ou saignement dans et autour du cerveau.

- Jaunisse et l'ictère nucléaire.

Facteurs de risque de paralysie cérébrale

Certaines circonstances ou facteurs peuvent contribuer à la paralysie cérébrale ou la rendre plus susceptible de se produire. Ils comprennent:

- Faible poids de naissance (moins de 3,3 livres ou 1,5 kilogrammes) :Les bébés nés prématurément ou ayant un faible poids à la naissance peuvent présenter un risque accru de paralysie cérébrale, car leur cerveau n'est pas complètement développé.

- Consommation de substances par une personne enceinte.Certains cas de paralysie cérébrale sont associés à des facteurs prénatals tels que des infections maternelles (comme la rubéole ou le cytomégalovirus), l'exposition à des toxines ou certaines mutations génétiques. La santé maternelle pendant la grossesse est essentielle, car les infections et l'exposition à des substances nocives peuvent avoir un impact sur le développement du fœtus.

- Conditions affectant la grossesse, telles que la prééclampsie.

- **Gestations multiples :** Les jumeaux, les triplés ou d'autres grossesses multiples peuvent comporter un risque plus élevé de paralysie cérébrale en raison du risque accru de complications lors de l'accouchement.

- **Facteurs postnatals :** Les traumatismes crâniens, les infections cérébrales et d'autres problèmes liés au cerveau qui surviennent pendant la petite enfance ou l'enfance peuvent parfois conduire à la paralysie cérébrale.Infections affectant le placenta ou le liquide amniotique.

Il est important de noter que la cause spécifique peut varier d'un cas à l'autre et que, dans de nombreux cas, la cause exacte peut rester inconnue. De plus, des études récentes montrent que les facteurs génétiques peuvent jouer un rôle dans certains cas.

Section 4

Réflexes de paralysie cérébrale

La paralysie cérébrale peut entraîner la persistance de réflexes anormaux, communément appelés « réflexes primitifs ». Ces réflexes sont des réponses motrices involontaires généralement présents chez les nourrissons et sont considérés comme normaux au cours des premiers stades de développement. Cependant, à mesure que l'enfant grandit, ces réflexes devraient progressivement disparaître à mesure que les fonctions de contrôle moteur et de coordination de niveau supérieur du cerveau mûrissent.

Chez les personnes atteintes de paralysie cérébrale, ces réflexes primitifs peuvent persister au-delà du calendrier de développement typique, entraînant des problèmes de coordination et de contrôle moteurs. Certains des réflexes primitifs souvent observés chez les personnes atteintes de paralysie cérébrale comprennent :

- **Réflexe Moro :** Ce réflexe est caractérisé par le réaction à une perte soudaine de soutien.Les bras sont poussés vers l'extérieur avec les doigts écartés, suivis d'un cri et d'un mouvement d'étreinte.

- **Réflexe de préhension :** Lorsqu'un objet est placé dans la main d'un bébé, il le saisit fermement. En cas de paralysie cérébrale, ce réflexe peut être exagéré ou persister plus longtemps que la normale. Rétention prolongée du réflexe est considéré comme un signe de paralysie cérébrale spastique.

- **Reflex enracinement:** Si la joue d'un bébé est touchée, il tournera la tête et ouvrira la bouche pour « chercher » une tétine ou un biberon. En cas de paralysie cérébrale, ce réflexe peut conduire à des difficultés à s'alimenter.

- **Tonique Réflexe Labyrinthique :** Ce réflexe affecte la posture du nourrisson, conduisant soit à une position fléchie ou tendue des membres. Cela peut contribuer aux difficultés à atteindre une posture stable et équilibrée.

Comprendre ces réflexes et leur persistance chez les personnes atteintes de paralysie cérébrale est crucial pour les professionnels de la santé, car cela donne un aperçu des défis de contrôle moteur et de coordination auxquels sont confrontés les personnes atteintes de cette maladie.

Paralysie cérébrale chez les nourrissons

La paralysie cérébrale est souvent diagnostiquée dès la petite enfance, car les symptômes deviennent plus apparents à mesure que l'enfant grandit et que des étapes de développement sont manquées. Comprendre la survenue de la paralysie cérébrale chez les nourrissons est essentiel pour une intervention et un soutien précoce.

- **Premiers signes de paralysie cérébrale :** La paralysie cérébrale se caractérise par une large gamme de symptômes et les retards de développement qui peuvent se manifester dès la petite enfance.Premiers signes De paralysie cérébrale peut inclure un retard du développement moteur, une raideur ou une souplesse musculaire, des difficultés de contrôle de la tête et des problèmes de motricité fine.

- **Procédures de diagnostic :** Le diagnostic de la paralysie cérébrale chez les nourrissons implique une combinaison d'évaluations médicales, d'évaluations cliniques et d'observations par des professionnels de la santé. Les techniques de neuroimagerie telles que l'IRM et la tomodensitométrie peuvent révéler des anomalies cérébrales associées à la paralysie cérébrale.

- **Intervention précoce :** C'est essentiel pour aider les nourrissons atteints de paralysie cérébrale atteignent leur plein potentiel. Ces services peuvent inclure la physiothérapie, l'ergothérapie et l'orthophonie pour répondre à des défis moteurs et développementaux spécifiques.

Paralysie cérébrale chez les adultes

Bien que la paralysie cérébrale soit souvent associée aux enfants, les personnes atteintes de cette maladie atteignent l'âge adulte. La paralysie cérébrale peut avoir un impact sur divers aspects de la vie d'un adulte, notamment la vie quotidienne, l'emploi et les interactions sociales. Les deux facteurs qui ont le plus grand effet sur les adultes atteints de cette maladie sont les déficiences motrices et intellectuelles. Les défis les plus courants auxquels sont confrontés les adultes atteints de paralysie cérébrale sont les suivants : Le vieillissement prématuré. Troubles de la marche ou de la déglutition. Les problèmes majeurs auxquels ils sont confrontés sont les suivants :

- **Défis de la vie quotidienne :** Les adultes atteints de paralysie cérébrale peuvent être confrontés à des difficultés dans les activités de la vie quotidienne, comme s'habiller, prendre un bain et se déplacer.Dispositifs d'assistance et les techniques adaptatives peuvent contribuer à améliorer l'indépendance.

- **Emploi:** Trouver et conserver un emploi peut constituer un défi de taille pour les adultes atteints de paralysie cérébrale, selon la gravité de leur état et les exigences physiques du travail.Formation et accompagnement professionnels peut être essentiel.

- **Bien-être social et émotionnel :**Vivre avec la paralysie cérébrale peut avoir des implications sociales et émotionnelles. Les adultes atteints de paralysie cérébrale peuvent souffrir de problèmes de santé mentale, comme l'isolement, la dépression et l'anxiété en raison des défis auxquels ils sont confrontés. Construire un réseau de soutien, participer à des activités sociales et rechercher des services de santé mentale peuvent aider à résoudre ces problèmes.

- **Vieillissement:** À mesure que les personnes atteintes de paralysie cérébrale vieillissent, elles peuvent être confrontées à des problèmes de santé supplémentaires, comme les problèmes musculo-squelettiques,douleur articulaire, et les conditions dégénératives. Des examens médicaux réguliers et une gestion proactive de ces problèmes peuvent contribuer à un vieillissement en bonne santé.

La paralysie cérébrale est-elle héréditaire ?

La paralysie cérébrale est ce n'est généralement pas une maladie héréditaire comme le sont de nombreuses maladies génétiques. Au lieu de cela, elle est plus souvent causée par des facteurs liés au développement prénatal, à la naissance ou à la petite enfance. Cependant, certains facteurs génétiques peuvent jouer un rôle dans certains cas de paralysie cérébrale. Explorons cela plus en détail.

- **Facteurs génétiques:**Bien que la plupart des cas de paralysie cérébrale ne soient pas directement héréditaires, il existe des situations où des facteurs génétiques peuvent contribuer à l'état. Ces facteurs génétiques sont souvent liés à des mutations génétiques ou des variations qui affectent le développement du cerveau.Conseil et tests génétiques peut être envisagé en cas d'antécédents familiaux de paralysie cérébrale ou en cas de suspicion d'une composante génétique.

- **Causes non héréditaires**: La majorité des cas de paralysie cérébrale résultent causes non héréditaires,telles que les infections prénatales, les complications périnatales et les lésions cérébrales postnatales. Ces facteurs, survenant pendant la grossesse, l'accouchement ou la petite enfance, perturbent le développement normal du cerveau, conduisant à la paralysie cérébrale.

- **Causes multifactorielles :**Dans de nombreux cas, la paralysie cérébrale est considérée comme un condition multifactorielle, ce qui signifie qu'elle résulte d'une combinaison de prédispositions génétiques et de facteurs environnementaux. L'interaction d'éléments génétiques et environnementaux peut augmenter le risque de paralysie cérébrale.

- **Cas sporadiques :** La paralysie cérébrale peut également survenir chez des personnes sans antécédents familiaux ni prédisposition génétique connue. Ces cas sont souvent considérés comme sporadiques et peuvent être liés à des circonstances uniques au cours du développement de la personne concernée.

Il est essentiel de consulter des professionnels de la santé et des généticiens en cas d'inquiétudes concernant les aspects génétiques de la paralysie cérébrale, car une compréhension précise de ses causes peut influencer à la fois le diagnostic et les stratégies de traitement.

Article 5

Complications de la paralysie cérébrale

La paralysie cérébrale survient souvent simultanément à d'autres affections affectant les fonctions cérébrales. Ces autres conditions peuvent survenir en raison des mêmes dommages qui ont causé le CP.

Voici des exemples de conditions qui surviennent souvent parallèlement ou à cause de la PC :

- Convulsions et épilepsie.

- Déficience intellectuelle.

- Conditions qui affectent votre capacité à communiquer.

- Problèmes de vision et d'audition.

- Conditions osseuses et musculaires.

- Problèmes d'alimentation.

- Troubles du comportement.

Diagnostic de la paralysie cérébrale

La paralysie cérébrale peut être diagnostiquée par un professionnel de la santé en utilisant diverses techniques et ressources. La majorité des gens ignorent généralement les signes avant-coureurs de la paralysie cérébrale (PC). Cependant, les problèmes sont souvent découverts par un professionnel de la santé qualifié lors des examens médicaux de routine de votre enfant.

Bien qu'un professionnel de la santé puisse soupçonner une paralysie cérébrale avant que votre enfant n'atteigne l'âge de 12 mois, il attend généralement pour diagnostiquer officiellement la maladie que votre enfant ait entre 18 et 24 mois. À l'aide de listes de contrôle d'évaluation spécifiques, d'imageries, d'imagerie par résonance magnétique et d'examens physiques et neurologiques, un médecin peut diagnostiquer la paralysie cérébrale (PC) (IRM). Votre bébé pourrait avoir besoin de tests supplémentaires s'il présente d'autres symptômes. Le médecin de votre bébé peut vous conseiller sur les tests recommandés et les raisons de leur nécessité.

Article 6

Traitement de la paralysie cérébrale

Bien que la paralysie cérébrale soit une maladie permanente qui ne peut être guérie, il existe de nombreuses options de traitement et de thérapies disponibles pour améliorer considérablement la qualité de vie des personnes atteintes de ce handicap. Les approches thérapeutiques sont souvent multiformes et adaptées aux besoins et défis spécifiques de chaque personne atteinte de paralysie cérébrale. Certains des éléments clés du traitement comprennent :

- **Thérapie physique:** Thérapie physique est la pierre angulaire de la prise en charge de la paralysie cérébrale. Il vise à améliorer le tonus musculaire, la mobilité et la fonction motrice globale. Grâce à des exercices et des interventions, les physiothérapeutes travaillent avec les individus pour améliorer leurs capacités physiques.

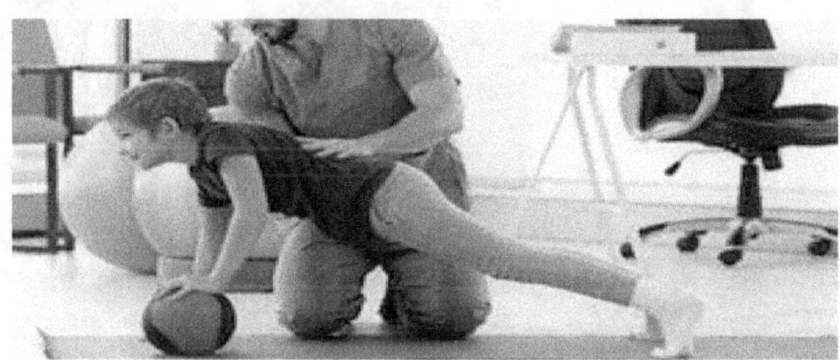

- **Ergothérapie :** Il aide les personnes atteintes de paralysie cérébrale développer les compétences nécessaire à la vie quotidienne. Cela implique de relever les défis liés à l'habillage, à l'alimentation, au toilettage et aux tâches de motricité fine.

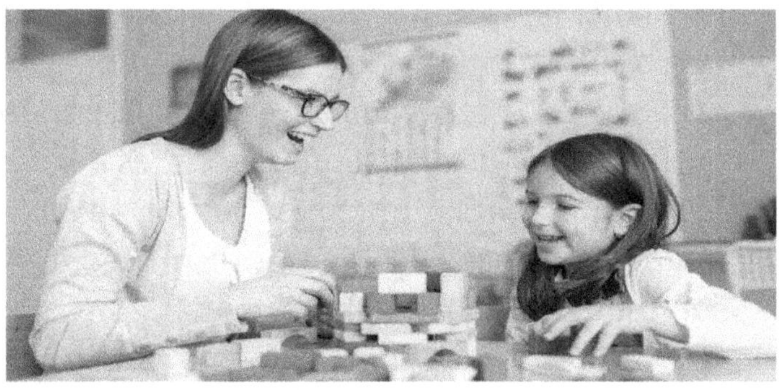

- **Orthophonie:** Pour ceux qui ont des difficultés d'élocution et de communication,l'orthophonie est essentielle pour améliorer les compétences linguistiques. Cela peut aider les individus à communiquer plus efficacement, à la fois verbalement et via des dispositifs de communication augmentée et alternative (CAA).

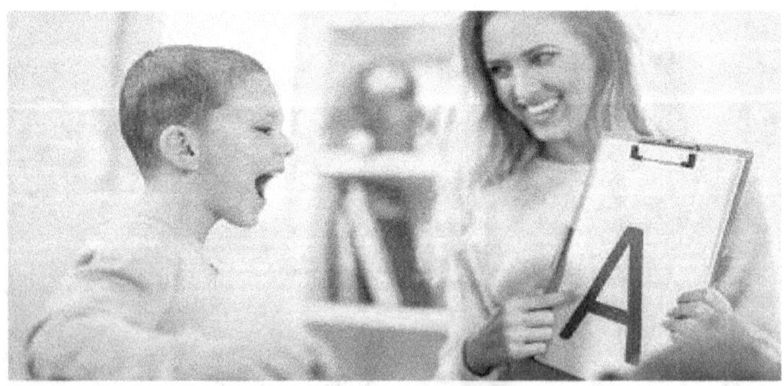

- **Médicaments**:Des médicaments peuvent être prescrits pour gérer des symptômes spécifiques associée à la paralysie cérébrale. Par exemple, les relaxants musculaires peuvent aider à soulager la spasticité et les anticonvulsivants peuvent être utilisés pour contrôler les convulsions dans certains cas.

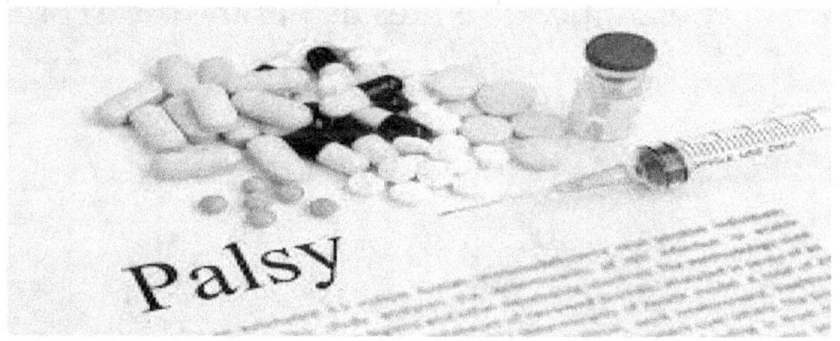

- **Chirurgie orthopédique:** Dans les cas graves, des chirurgies orthopédiques peuvent être envisagées. corriger les déformations du squelette et améliorer la mobilité. Des procédures telles que l'allongement des tendons ou la chirurgie de relâchement musculaire peuvent améliorer l'amplitude des mouvements.

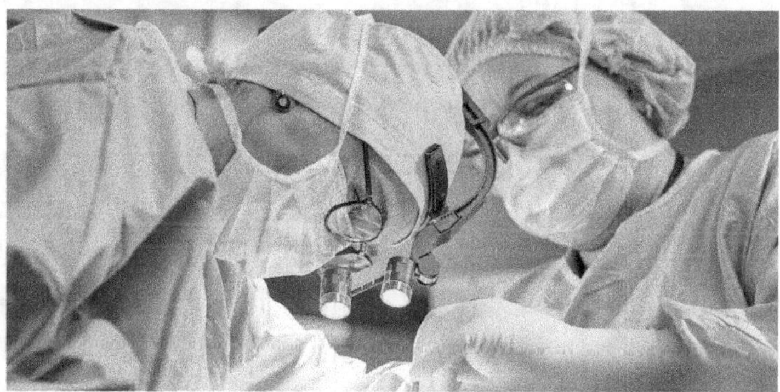

- **Dispositifs d'assistance:** L'utilisation des aides à la mobilité (par exemple, fauteuils roulants, déambulateurs), les orthèses (appareils orthopédiques et attelles) et les appareils de communication (par exemple, appareils générateurs de parole) peuvent grandement améliorer l'indépendance et la qualité de vie des personnes atteintes de paralysie cérébrale.

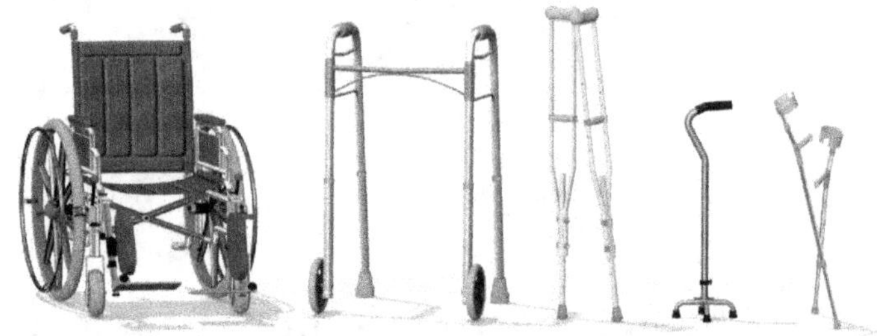

- **Soutien affectif:** Vivre avec la paralysie cérébrale peut être un défi émotionnel, et les individus peuvent bénéficier de conseils ou un soutien en santé mentale pour résoudre des problèmes tels que l'anxiété, la dépression et l'estime de soi.

- **Intervention précoce :** De tels services sont cruciaux pour les nourrissons et les jeunes enfants atteints de paralysie cérébrale. Un diagnostic précoce et interventions thérapeutiques opportun peut aider les enfants à atteindre leurs étapes de développement et à améliorer leurs résultats à long terme.

- **Soutien pédagogique :** Les enfants atteints de paralysie cérébrale ont souvent besoin de services éducatifs spéciaux et des aménagements pour maximiser leur potentiel d'apprentissage. Des plans d'éducation individualisés (PEI) peuvent être élaborés pour répondre à leurs besoins uniques.

- **Sports récréatifs et adaptés :**La participation à des activités récréatives et à des sports adaptés peut avoir un impact positif significatif sur la forme physique,les interactions sociales et le bien-être général des personnes atteintes de paralysie cérébrale.

- **Soutien communautaire et social**: Bâtiment Un solide réseau de soutien est essentiel pour les personnes atteintes de paralysie cérébrale et leurs familles. Les groupes de soutien, les organisations communautaires et les réseaux de défense peuvent fournir des conseils, des ressources et un sentiment d'appartenance.

- **Planification des transitions :** Alors que les personnes atteintes de paralysie cérébrale passent de l'enfance à l'âge adulte, il est essentiel de planifier l'évolution de leurs besoins et de leurs objectifs.Services de transitionpeut aider à préparer les jeunes adultes à l'indépendance, à l'éducation, à l'emploi et aux conditions de vie.

Article 7

Prévention de la paralysie cérébrale

La paralysie cérébrale peut-elle être évitée ou puis-je réduire mon risque ?

La CP survient pour des raisons imprévisibles et qui ne peuvent généralement pas être évitées. Pour cette raison, il est impossible de l'empêcher.

Bien que cela ne soit pas évitable, il existe des moyens de réduire les risques que votre bébé développe un PC pour certaines causes.

- **Sulfate de magnésium pour les bébés nés prématurément :** Le sulfate de magnésium peut réduire le risque de paralysie cérébrale chez les nourrissons nés avant 32 semaines de grossesse. Chez les nouveau-nés, il contribue à favoriser la circulation cérébrale, réduisant ainsi le risque de dommages dus à un manque d'oxygène et de flux sanguin.

- **Thérapie par le froid pour les bébés asphyxiques :** Si un bébé souffre d'asphyxie et n'est pas né prématurément, il peut développer une paralysie cérébrale (PC). Réduisez la température du corps ou de la tête de votre bébé d'au moins 3,6 F (2 C) pour protéger le cerveau du manque d'oxygène.

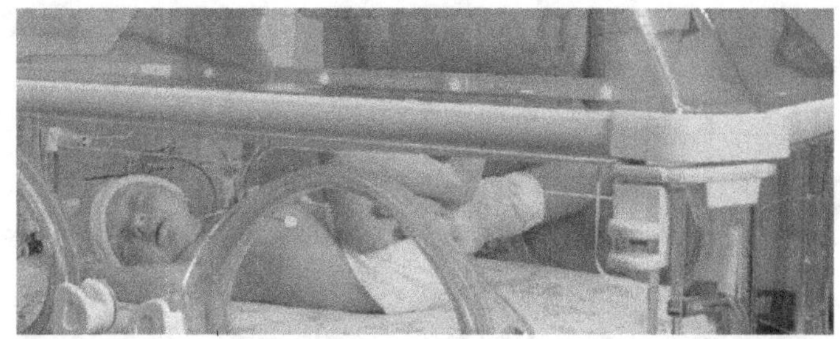

- **Caféine sur ordonnance pour les bébés prématurés :** Lorsqu'elle est utilisée comme médicament, la caféine aide les nouveau-nés à respirer plus facilement. Des études indiquent que cela peut également réduire les risques de contracter un PC.

- Corticostéroïdes (les médicaments fabriqués par l'homme appelés corticostéroïdes sont très similaires à l'hormone cortisol, qui est produite naturellement par vos glandes surrénales. Souvent, les corticostéroïdes sont désignés par le mot abrégé « stéroïdes ». Les stéroïdes chimiques liés aux hormones masculines que certains sportifs abusent. ne sont pas les mêmes que les corticostéroïdes.) pendant le travail prématuré : les bébés prématurés n'ont généralement pas de tissu pulmonaire complètement développé. Le développement des poumons peut être accéléré pendant l'accouchement grâce à l'utilisation de corticostéroïdes. Cela pourrait également réduire les chances de contracter une PC, mais des recherches supplémentaires sont nécessaires pour en être sûr.

Quel est le pronostic de la paralysie cérébrale ?

Selon la gravité de la maladie, la paralysie cérébrale peut avoir un large éventail de conséquences. Le pronostic est moins favorable et l'espérance de vie est souvent inférieure en cas de paralysie cérébrale plus sévère. La réduction est d'autant plus importante qu'elle est sévère.

Simultanément, les améliorations apportées aux thérapies de soutien, aux soins médicaux et à la technologie modifient la situation des personnes atteintes de paralysie cérébrale. Cela implique que les patients atteints de CP vivent plus longtemps, même dans les formes modérées ou sévères. Votre professionnel de la santé (ou le prestataire de votre enfant) est la personne idéale pour vous parler de l'espérance de vie et de ce qui peut influencer cette estimation en raison de ces changements dans l'espérance de vie et des divers facteurs qui peuvent y contribuer.

Comment puis-je répondre à mes besoins ?

De nombreux facteurs peuvent influencer vos pratiques de soins personnels si vous souffrez de paralysie cérébrale. Vous êtes plus susceptible de pouvoir prendre soin de vous dans une certaine mesure si vous souffrez de paralysie cérébrale légère ou grave. Vous ne pourrez peut-être pas prendre soin de vous-même si vous souffrez de paralysie cérébrale modérée à sévère, et vous êtes plus susceptible d'avoir besoin d'une assistance ou de soins à vie.

Les personnes atteintes de PC ressentent ce trouble de différentes manières, et celui-ci est assez variable. C'est pourquoi la personne idéale pour vous conseiller sur les soins personnels (ou les soins personnels d'un enfant) est votre professionnel de la santé. Leurs conseils seront les plus pertinents à votre situation unique.

Conclusion

La paralysie cérébrale, souvent appelée « handicap dû à la paralysie cérébrale », est une maladie à multiples facettes qui a un impact significatif sur la vie des personnes touchées. Comprendre ses causes, ses premiers signes, ses types et ses options de traitement est essentiel pour fournir les meilleurs soins et soutien aux personnes atteintes de cette maladie.

Malgré les défis posés par la paralysie cérébrale, il y a de l'espoir. Les progrès en matière de soins médicaux, d'interventions thérapeutiques et de technologies d'assistance ont amélioré la qualité de vie des personnes atteintes de cette maladie. Un diagnostic précoce, des plans de traitement personnalisés et un environnement favorable peuvent permettre aux personnes atteintes de paralysie cérébrale de mener une vie épanouissante et pleine de sens.

Il est crucial de poursuivre la recherche sur la paralysie cérébrale, de mieux comprendre ses mécanismes sous-jacents et de développer des thérapies et des interventions innovantes. De plus, sensibiliser à la paralysie cérébrale et défendre les droits et l'inclusion des personnes handicapées peut contribuer à créer une société plus inclusive et compatissante. En travaillant ensemble, nous pouvons améliorer le bien-être et les opportunités des personnes atteintes de paralysie cérébrale et promouvoir un monde où la diversité et les capacités sont célébrées.